DU GOITRE

ET DU CRÉTINISME

DANS LE DÉPARTEMENT DE LA HAUTE-SAVOIE

DU GOITRE

ET

DU CRÉTINISME

DANS LE DÉPARTEMENT

DE LA HAUTE-SAVOIE

ET DES MOYENS PRATIQUES LES PLUS PROPRES A COMBATTRE CETTE AFFECTION

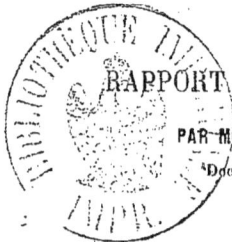

RAPPORT A M. LE PRÉFET

PAR MM. GUY & DAGAND

Docteurs en médecine.

Ce rapport a été lu en séance, le 29 août 1863, au Conseil général,
qui en a voté l'impression et des remercîments aux auteurs.

ANNECY

IMPRIMERIE DE LOUIS THÉSIO

1864

Le goître est endémique dans tout le département de la Haute-Savoie; il n'est pas un seul canton où cette affection n'atteigne un plus ou moins grand nombre d'individus.

L'arrondissement d'Annecy, qui compte 83,256 habitants, a eu pendant ces trois dernières années soixante-cinq cas de réforme pour goître, soit un réformé sur 1,306 habitants.

Chaque canton y a concouru dans la proportion suivante :

Cantons.	Population.	Réformés pour goître.	Proportion relative à la population.
Alby.	8,089	7	1 sur 1,155
Annecy(nord).	19,792	10	1 sur 1,979
Annecy (sud).	12,691	16	1 sur 793
Faverges.	8,780	5	1 sur 1,756
Rumilly.	16,297	17	1 sur 958
Thônes.	10,420	6	1 sur 1,736
Thorens.	7,187	4	1 sur 1,796
Totaux.	83,256	65	

L'arrondissement de Saint-Julien, dont la population est de 53,285 habitants, a eu pendant ces trois mêmes années 79 cas de réforme pour goître, soit un cas sur 676 habitants. Ces cas de réforme se répartissent ainsi qu'il suit entre les divers cantons :

Cantons.	Population.	Réformés pour goître.	Proportion relative à la population.
Annemasse.	9,353	15	1 sur 623
Cruseilles.	7,689	10	1 sur 768
Frangy.	7,699	9	1 sur 855
Reignier.	9,507	22	1 sur 432
St-Julien.	11,587	13	1 sur 891
Seyssel.	7,450	10	1 sur 745
Totaux.	53,285	79	

L'arrondissement de Bonneville a présenté pendant ces trois années 81 cas de réforme pour goître, sur une population de 68,365 habitants, soit une réforme sur 848 habitants ; la proportion entre les cantons de cet arrondissement a été la suivante :

Cantons.	Population.	Réformés pour goître.	Proportion relative à la population.
Bonneville.	12,852	14	1 sur 918
Cluses.	8,811	14	1 sur 629
La Roche.	8,744	19	1 sur 460
St-Gervais.	9,237	8	1 sur 1,154
A reporter.	39,644	55	

Report. . .	39,641	55
St-Jeoire.	7,318	4	1 sur 1,829
Sallanches.	8,446	13	1 sur 649
Samoëns.	5,191	5	1 sur 1,038
Taninges.	7,769	4	1 sur 1,942
Totaux.	68,365	81	

L'arrondissement de Thonon a une population de 60,205 habitants; il a eu 111 cas de réforme pour goître pendant ces trois ans, soit un cas sur 543 habitants. La répartition entre les cantons donne le résultat suivant :

Cantons.	Population.	Réformés pour goitre.	Proportion relative à la population.
Abondance.	6,408	2	1 sur 3,204
Le Biot.	7,232	8	1 sur 904
Boëge.	5,452	3	1 sur 1,817
Douvaine.	10,326	21	1 sur 491
Évian.	11,897	49	1 sur 243
Thonon.	18,890	28	1 sur 674
Totaux.	60,205	111	

Ces données statistiques, que nous regrettons de n'avoir pu calculer sur une plus grande période de temps, pour leur donner plus d'autorité, sont suffisantes pour établir que, dans le département, il n'est pas un arrondissement, pas un canton où l'on ne rencontre un certain nombre de goîtreux. Cependant, plusieurs communes sont exemptes de cette affection; et dans la même commune, des villages entiers sont atteints de goître, tandis que d'autres en sont entièrement préservés; en sorte que le contingent des goîtreux dans un canton est fourni par telles ou telles communes, à l'exclusion de telles autres, et quelquefois seulement par tels ou tels villages.

Les femmes sont plus sujettes au goître que les hommes.

On ne réforme pour goître que quand il est volumineux et présumé incurable; quelquefois cette affection ne survient qu'après l'âge de la conscription. 116 réformes pour goître sont prononcées chaque année dans le département par les conseils de révision, sur une moyenne de 1,700 jeunes gens visités. L'endémie du goître est donc répandue dans tout le département.

Il n'en est pas, heureusement, de même du crétinisme; cette triste infirmité se trouve cantonnée dans quelques localités assez restreintes de la vallée de l'Arve. Nous ne pouvons présenter ici une statistique du crétinisme dans le département, faute de données positives.

Vingt-six conscrits ont été réformés dans les trois années qui viennent de s'écouler, pour cause de crétinisme, idiotisme et imbécillité : ces trois affections étant différentes (il y a partout des idiots et des imbéciles, mais il n'y a pas partout des crétins) et n'ayant pas été distinguées pour les réformes, les exemptions auxquelles elles ont donné lieu ne peuvent, quant au crétinisme, fournir aucune donnée utile. Bientôt l'enquête générale sur les endémies du goître et du crétinisme, ordonnée par le ministère, et qui doit avoir lieu incessamment, nous fournira tous les renseignements nécessaires sur l'état de ces deux affections dans le département.

II.

Ce que nous venons de vous exposer, Monsieur
le Préfet, justifie pleinement la sollicitude que
vous montrez, et qui a été partagée par le Conseil
général, pour rechercher et mettre en pratique
les moyens les plus propres à combattre la double
affection du goître et du crétinisme. Vous nous
avez confié l'honorable mission d'étudier quels
seraient les moyens les plus efficaces et les plus
facilement praticables pour atteindre ce but : pour
remplir notre mission, nous avons dû visiter les
lieux réputés pour avoir une population plus
particulièrement atteinte par l'endémie ; nous
avons parcouru toute la vallée de l'Arve, depuis
La Roche jusqu'à Chamonix, ainsi que les cantons
d'Evian, de Thonon et de Saint-Julien ; nous
nous sommes enquis de ce qui s'était fait ailleurs
pour combattre cette endémie ; nous avons étudié
les auteurs, consulté des confrères ; nous nous
sommes inspiré du rapport qui vous a été pré-

senté l'année dernière par le conseil d'hygiène et de salubrité publique du département, et de cet ensemble de recherches, nous avons formulé le programme médico-administratif qui termine ce rapport.

Le Gouvernement, du reste, ne tardera pas à prescrire des mesures administratives générales, car ce serait une grave erreur que de croire que la Savoie est la seule province française qui soit affligée par le goître et le crétinisme. Le goître existe à l'état endémique dans 34 des anciens départements de l'Empire; dans 8 départements les cas de goître sont très nombreux, pas assez cependant pour qu'on puisse dire que cette affection y est endémique; dans 25 autres départements les cas de goître sont nombreux, mais pas en nombre suffisant pour constituer une endémie; 19 départements seulement sont exempts de cette affection. Ainsi elle est assez étendue en France, pour que le Gouvernement s'occupe sérieusement et activement des meilleurs moyens à adopter pour la combattre.

III.

Pour s'opposer efficacement à un effet quelconque, il faut en connaître la cause ; malheureusement, l'étiologie du goître et du crétinisme est encore peu connue et très controversée ; c'est ce dont nous avons pu nous convaincre en consultant les auteurs et en assistant aux discussions qui ont eu lieu dans la section de médecine au Congrès scientifique de Chambéry.

Cependant, par nos observations directes et par tout ce que nous avons lu et entendu sur cette question, nous avons acquis la conviction que le goître a sa cause déterminante dans les eaux qui servent à l'alimentation, et que cette cause n'agit efficacement pour produire le crétinisme que dans des conditions données d'affaiblissement et de détérioration de l'organisme, produits par l'insalubrité de l'air, du sol, des habitations, la mauvaise nourriture, les privations, en un mot, par l'oubli de tous les préceptes de l'hygiène.

A ces causes, on doit ajouter l'hérédité, qui est une cause commune à toutes les affections constitutives.

Si l'étiologie du goître et du crétinisme est encore douteuse et controversée, il n'en est pas de même de la prophylaxie et des moyens curatifs; sous ce rapport il y a plus d'accord parmi les personnes qui ont étudié cette question, et ce qui est toujours rassurant, c'est que partout où ont été employés les moyens proposés, on a vu diminuer considérablement, sinon disparaître, l'endémie dont nous nous occupons.

Certainement la science est en voie de progrès sur l'étiologie du goître, mais ne parvînt-elle jamais à être éclairée complètement sur cette cause, que l'expérience, l'empirisme si vous le voulez, est là pour nous montrer qu'on peut combattre avantageusement cette affection.

Mais il ne faut pas oublier que les populations atteintes de goître et de crétinisme ont été amenées à l'état de cachexie qui les caractérise par l'influence continue de causes persistantes qui ont pesé sur une série de générations, et que les moyens prophylactiques et curatifs les plus propres à combattre l'influence de ces causes, ne peuvent avoir d'effet sensible qu'après un emploi de très longue durée. On ne change pas en quelques jours la constitution physique d'une population, mais on la change sûrement et on l'améliore en employant avec suite et persistance les moyens conseillés par l'hygiène. Ces résultats positifs ont été obtenus partout où l'on s'est attaqué avec vigueur à l'ensemble des causes qui ont fait dégénérer les populations.

IV.

Dans les arrondissements d'Annecy et de Saint-
Julien, qui fournissent un contingent de goîtreux
assez considérable, les crétins ne sont pas locali-
sés et existent à l'état d'exception.

Il n'en est pas de même de l'arrondissement
de Bonneville. Dans toute la vallée de l'Arve, depuis Bonneville jusqu'à Chamonix, les goîtreux
sont nombreux et le crétinisme apparaît dans
quelques communes : Thouet, Pontchy et Vougy
sont les premières communes où l'on trouve des
crétins ; on en rencontre ensuite en plus grand
nombre à Cluses et à Sallanches. De cette dernière
ville jusqu'à Chamonix les cas de crétinisme vont
en diminuant ; on en retrouve quelques cas à Domancy, au Bionnay près Saint-Gervais, à Servoz
et jusqu'aux Houches, et au village des Bossons
à Chamonix.

Dans les cantons de Bonneville et de Cluses
le goître est plus répandu parmi les popula-

tions rurales, mais c'est à Sallanches que l'on trouve les types les plus carastéristiques de la dégénérescence crétineuse. Cependant nous avons pu contaster, en comparant nos observations avec celles faites par la commission sarde en 1848, que le crétinisme, dans les communes que nous venons de citer, a considérablement diminué. Le nombre des crétins dans la vallée de l'Arve est au moins d'un tiers inférieur à ce qu'il était à cette époque: la mort a fait disparaître les anciens crétins, et les naissances de ces êtres dégradés sont devenues de beaucoup moins nombreuses. A Domancy où, il y a quelques années, on comptait plusieurs crétins, il n'en reste plus qu'un à ce jour. A Cluses, à Sallanches, à Thouet, à Pontchy et à Vougy, on remarque la même décroissance. Ces heureux résultats sont dus à l'assainissement des terres, aux incendies de Cluses et de Sallanches qui ont fait disparaître les constructions insalubres, et à l'augmentation de l'aisance générale ; les populations ont été ainsi placées dans de meilleures conditions hygiéniques.

A Domancy, l'amélioration sanitaire doit être attribuée aux drainages à ciel ouvert opérés dans les terrains marécageux situés au bas de la colline ; à Cluses et à Sallanches, à l'application des préceptes de l'hygiène dans la construction des maisons après l'incendie ; à Thouet, à Pontchy et à Vougy, cette amélioration paraît due à l'aisance amenée

dans ces communes par l'introduction de l'indus-
trie horlogère.

  L'arrondissement de Thonon, quoique le plus
affecté sous le rapport du goître, localisé cependant dans quelques communes, à Bernex, Maxilly,
Neuvecelle, Publier, Marin, le Lyaud et quelques
autres, n'a cependant pas de crétins ; nous n'avons
rencontré qu'un idiot, à Marin.

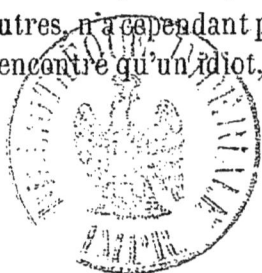

V.

De notre observation directe, il résulte que généralement on rencontre le goître sur les points
les plus divers du département. Le degré d'alti-
tude, la profondeur des vallées, leur orientation,
leur configuration topographique influent peu sur
sa manifestation. Si on l'observe à Bionay, à 959
mètres au-dessus du niveau de la mer, on le trouve
également à Thouet, qui n'est qu'à 449 mètres
d'élévation. Thouet, au niveau des plaines maré-
cageuses, n'en souffre pas davantage que Domancy sur sa colline, ou Marigny qui jouit au pied du
Môle de la plus belle exposition.

Le beau bassin de Sallanches est sujet à l'endémie ; de Sallanches à Cluses la vallée se rétrécit
souvent au point de ne laisser place qu'à la route,
aux marécages et à la rivière de l'Arve, et cependant le goître y diminue. De Cluses à Bonneville,
au contraire, la vallée s'ouvre largement et le
goître s'étend à la presque totalité des habitants.
Nous avons fait la même remarque dans les autres arrondissements.

Le crétinisme ne se montre en général que dans certaines localités placées à l'entrée des gorges de montagnes, mal aérées, mal insolées, mal ventilées; et chez les familles pauvres, mal nourries et mal logées.

Le goître, là où il est endémique, s'attaque à toute la population; il peut affecter l'homme le plus intelligent et le mieux constitué physiquement; il est cependant plus commun et plus développé dans la classe pauvre et surtout chez les individus qui se rapprochent de l'apparence crétineuse; il prend plus d'étendue et de développement chez les familles qui se trouvent dans de mauvaises conditions hygiéniques; d'autres familles, mieux placées sous ce rapport, n'en sont cependant pas exemptes.

Le crétinisme n'existe pas toujours là où les cas de goître sont le plus nombreux; mais partout où on le rencontre il y a endémie goîtreuse; les goîtres sont plus volumineux et la population participe plus ou moins de l'habitus extérieur propre à l'affection crétineuse.

Un tiers des crétins ne sont pas goîtreux. Il résulte de ce qui précède : d'abord, que le goître n'est pas la seule cause du crétinisme, et que, pour produire le crétinisme, d'autres causes que celles qui sont susceptibles d'engendrer le goître doivent agir sur l'économie.

VI.

Le crétinisme est une maladie congéniale, et n'affecte pas partout le même type ; ainsi le crétin de Cluses a un type bien différent de celui du crétin de Sallanches; il n'apparaît que dans les localités infectées de goître, et les parents des crétins sont généralement goîtreux Le crétinisme est la conséquence d'un vice congénial du système nerveux qui est incurable; mais ce vice congénial est porté à divers degrés, et, depuis le crétin achevé, qui n'a qu'une vie purement végétative, jusqu'à l'individu qui n'a pour ainsi dire que les premiers rudiments du crétinisme, il y a tous les degrés de facultés physiques ou intellectuelles plus ou moins développées. Le crétinisme achevé est incurable ; l'état physique et intellectuel des crétineux et des demi-crétins est susceptible d'amélioration par un traitement convenable, des soins et l'éducation; mais jamais on ne pourra faire d'eux des hommes complets sous le rapport physique, moral et intellectuel.

Le goître est héréditaire ; il est aussi acciden-
tel ; mais il est rare qu'on l'apporte en naissant ;
il se révèle ordinairement dans la première en-
fance et surtout à l'âge de puberté. Le goître,
traité en temps opportun, guérit et disparaît
aussi sans traitement, par le seul fait d'un
changement de domicile ; par la soustraction des
individus affectés aux causes capables de le produire. Ainsi des jeunes gens goîtreux qui sont
allés habiter Páris, d'autres qui, atteints par le
sort, ont été dirigés dans des départements où
n'existe pas cette endémie, et des familles entiè-
res de Valaisans qui avaient émigré en Algérie,
ont guéri par le seul fait de leur déplacement.
Nous avons rencontré à Servoz une femme goîtreuse qui habite pendant six mois de l'année le
village du Moret, et pendant les autres six mois
un village plus élevé ; elle voit croître immédiate-
ment son goître pendant son séjour au Moret,
tandis qu'il diminue et disparaît presque entièrement dans le laps de temps qu'elle passe au village supérieur.

L'iode est de tous les médicaments employés
jusqu'à ce jour celui qui a le mieux réussi dans
le traitement du goître et peut être considéré
comme un spécifique ; il agit vis-à-vis de la cachexie goîtreuse avec la même efficacité que le
sulfate de quinine contre les fièvres paludéennes
et l'hypertrophie de la rate.

Des faits incontestables établissent que dans les contrées sujettes au goître, des familles qui font usage de certaines eaux pour boissons sont exemptes du goître, et que des sources, dites tuffeuses, produisent cette affection chez ceux qui usent de leurs eaux.

L'histoire nous apprend que le crétinisme n'a pas toujours existé dans certaines localités, et on l'a vu diminuer ou disparaître dans les localités qui en étaient affligées aussitôt qu'elles ont été assainies et que leurs populations ont été placées dans de meilleures conditions hygiéniques.

On a remarqué que le goître et le crétinisme se transmettent héréditairement, et que les mariages entre goîtreux donnent souvent naissance à des crétins.

Nous avons dû vous faire connaître les données qui précèdent, parce qu'elles servent de base au programme médico-administratif suivant.

PROGRAMME MÉDICO-ADMINISTRATIF

*Des moyens à employer pour combattre le déve-
loppement du goître et du crétinisme.*

1° Demander au Gouvernement que dans tous
les départements où le goître est endémique, cette
affection ne soit pas un motif d'exemption du service militaire.

Les goîtreux exemptés du service militaire res-
tent au pays, se marient et propagent ainsi héréditairement l'affection goîtreuse. S'ils subissaient
le sort au contraire et étaient envoyés dans les
départements non contaminés par l'endémie, et
plus particulièrement sur mer ou dans des régions
maritimes, ils reviendraient parfaitement guéris,
après leur temps de service. D'un autre côté, si
les goîtreux n'étaient pas exemptés, un plus grand
nombre de jeunes gens sains resteraient au pays,
se marieraient et donneraient naissance à des enfants sains et robustes. Cette mesure aurait en
outre pour effet de couper dans sa racine un abus
assez fréquent. Bien loin de suivre les prescrip-

tions de l'hygiène pour faire disparaître un goître naissant, des jeunes gens s'abreuvent au contraire d'eau malsaine pour hâter le développement de cette infirmité qui doit les exempter du service militaire.

A vingt ans, les neuf dixièmes des goîtres sont curables, et les sujets peu nombreux qui seraient affectés de goîtres incurables pourraient être utilement employés dans l'armée pour le service des hôpitaux, des ateliers, des chantiers ou autres services quelconques.

Si l'on voulait systématiquement propager le goître et le crétinisme dans une contrée, le meilleur moyen serait certainement de n'y laisser que les jeunes gens goîtreux. C'est ce qui arrive aujourd'hui dans les départements où sévit l'endémie, par le seul fait du recrutement; et si l'on n'avise pas à faire cesser cet état de choses, il est à craindre que les autres mesures proposées contre l'endémie du goître ne soient sans efficacité.

2° Demander au gouvernement que, dans les localités où existe le crétinisme, il favorise autant que possible le déplacement des familles et des individus goîtreux.

On pourrait leur accorder des concessions gratuites de terrains en Algérie ou dans les colonies, en leur faisant des avantages capables de les attirer, ou employer tels autres moyens dont pourrait disposer le Gouvernement.

Si ce déplacement, que nous conseillons de tenter, pouvait réussir, il aurait le double avantage de procurer la guérison des émigrants, et de laisser dans le pays qu'ils quitteraient un vide qui le plus souvent serait rempli par des familles ou des individus sains venant de pays non atteints par l'endémie.

3° Créer dans le conseil central d'hygiène et dans tous les conseils d'hygiène des arrondissements, une commission particulièrement chargée de la question du goître et du crétinisme et de tout ce qui est relatif aux moyens de guérir, modifier, ou prévenir ces affections : ces commissions seraient composées de telle sorte que diverses spécialités puissent y apporter le concours de leurs lumières.

Les attributions de ces commissions seraient de deux espèces : 1° attributions scientifiques, comprenant l'étude de l'étiologie et des moyens prophylactiques et curatifs du goître et du crétinisme ; 2° attributions médico-administratives, consistant à surveiller, diriger, activer l'exécution des moyens ordonnés par l'autorité pour combattre l'endémie. Les commissions d'arrondissement correspondraient avec la commission départementale, et celle-ci avec la commission centrale établie auprès du ministère, pour tout ce qui concernerait ses attributions scientifiques, et directement avec M. le Préfet pour ce qui serait du ressort de ses attributions médico-administratives.

4° Dans tous les cantons où se montre le crétinisme, à Bonneville, à Cluses, à Sallanches et partout où l'enquête qui doit avoir lieu aura fait reconnaître que cette dégradante infirmité existe, appliquer les prescriptions de la loi du 15 avril 1850 relative aux logements insalubres; ordonner l'assainissement des maisons et des lieux qui les entourent; car il est incontestable que le milieu malsain dans lequel vivent certaines familles est la cause la plus efficace du crétinisme. Donnez de l'air et du soleil, des chambres élevées, éloignez-les des effluves des marais et des eaux stagnantes; abattez les grands arbres autour des maisons, drainez les terrains, et vous verrez diminuer et probablement diparaître le crétinisme.

5° Etablir dans chaque commune des instituteurs jeunes, actifs et autant que possible étrangers à la localité, chargés de répandre l'instruction élémentaire, et prescrire dans chaque école des exercices gymnastiques.

Charger les instituteurs et les institutrices de visiter attentivement leurs élèves à leur entrée et plusieurs fois dans l'année scolaire, pour s'assurer s'il n'y a pas chez eux un commencement de goître, et soumettre les élèves goîtreux à un traitement iodé, à l'école même, sous la direction du médecin de la localité et la surveillance des instituteurs.

6° Engager les municipalités à se procurer de bonnes eaux, et dans le cas où elles ne pourraient avoir des eaux de source de bonne qualité, les inviter à faire construire des citernes, qui partout, surtout sur le versant des montagnes, peuvent être établies à peu de frais. Les citernes ont l'avantage de donner des eaux de pluie qui, quand elles ne se mêlent pas à celles du sol, n'engendrent jamais le goître. Aider les municipalités pour cet objet par des subsides. Nous avons remarqué que, dans la plupart des communes qui ont des crétins, il était possible de changer le régime des eaux.

7° Inviter les ingénieurs du département à étudier les lieux occupés par des marais, par des eaux stagnantes, par des terrains glaiseux et humides et qu'il conviendrait de drainer, prendre les mesures nécessaires pour que ces lieux soient assainis le plus tôt possible, et avant tout activer le complet endiguement de l'Arve. Que, de leur côté, les agents-voyers étudient et tracent des routes dans les localités infestées ; les bonnes routes sont les artères dans lesquelles circule la vie des populations, et il faut aux populations contaminées apporter de la vie et du mouvement, il faut leur faciliter les excursions et les déplacements.

8° Les mariages entre goîtreux sont la source la plus certaine des enfants crétins. L'administration ne peut agir efficacement pour les empêcher ; mais lé prêtre, qui a une si grande influence dans les familles, pourrait, par ses conseils, prévenir en grande partie ces mariages ; et nous croyons que, sur l'invitation de l'administration supérieure, l'autorité diocésaine ne répugnerait pas à donner des instructions dans ce sens à MM. les curés.

9° L'expérience et la théorie ont prouvé que l'usage des sels iodés (1 gramme d'iode sur 2, 4 ou 6 kilogrammes de sel de cuisine, selon les cas) était sans inconvénient pour la santé publique, employés en guise de sel ordinaire pour les besoins culinaires, et que l'usage de ces sels guérissait facilement les goîtres curables. Il n'y aurait donc qu'à faire vendre dans les pays contaminés des sels iodés à des prix inférieurs à ceux des sels ordinaires, et l'on verrait la population, et surtout la population indigente, faire un usage habituel de ce sel, à cause de son bon marché, s'en servir pour le bétail et donner ainsi au lait et à ses produits et même à la viande des animaux des propriétés curatives du goître et préventives du crétinisme. En renonçant à ses droits d'impôt et même en faisant un sacrifice pour leur transport, l'Etat parviendrait aisément et sans de grandes pertes à livrer aux débitants des sels iodés à un prix inférieur à celui du sel ordinaire. Nous pensons qu'il vaudrait mieux laisser libre l'achat et l'usage des sels iodés, en établir des dépôts dans les localités mêmes, chez les marchands de tabac

ou ailleurs ; en agissant ainsi, l'usage de ces sels
se généraliserait davantage que s'ils étaient dis-
tribués gratuitement à quelques familles seulement. Les commissions d'hygiène seraient char-
gées d'observer les effets obtenus, et aviseraient à
augmenter, diminuer ou supprimer la vente, selon les résultats.

Nous trouvons là un remède simple, pratique,
et qui ne pèse en rien sur le Trésor, ou tout au
moins pour une somme tout à fait insignifiante.

Aux personnes qui pourraient craindre que
l'usage de ces sels eût une influence fâcheuse sur
l'organisation ou sur certaines fonctions, nous
répondrons par les essais faits par M. le docteur
Grange, essais qui ont été couronnés d'excellents
résultats, sans qu'on ait jamais constaté le moin-
dre accident ou la plus légère indisposition. La
dose d'iode, introduite ainsi dans l'alimentation,
serait encore inférieure à celle qu'absorbent sans
s'en douter les populations des bords de la mer,
et d'autres populations de l'intérieur qui font
usage pour boisson d'eaux fortement iodées. Du
reste, comme nous l'avons dit, les commissions
d'hygiène seraient toujours là pour surveiller
l'emploi des sels iodés et en consigner les résultats.
L'un de nous, M. Guy, a suivi à Cluses, pendant
six semaines, les essais de M. Grange ; le dosage
du sel iodé était au dix millièmes ; il a constaté
des succès et jamais aucun accident.

10° Enfin il est urgent, il est indispensable qu'on fonde dans le département même, dans un lieu salubre, à proximité des principaux foyers du crétinisme, un asile pour y recevoir et y soigner les crétins. Il faut, quoi qu'il en coûte, que ces êtres malheureux disparaissent des routes et du seuil des habitations; il faut qu'ils soient recueillis dans un asile, et qu'ils ne soient plus pour les habitants et les étrangers un objet de dégoût placé sous leurs yeux, et pour les parents une très lourde charge à supporter. Tous, nous en sommes convaincus, individus, municipalités, département et État, s'empresseraient de concourir à la dépense de cet asile. Et cette dépense ne serait pas aussi considérable qu'on pourrait le supposer; il faudrait une simple ferme, des bâtiments modestes au sein de la campagne, un personnel peu nombreux fourni par une corporation religieuse, ou simplement composé d'agriculteurs, dirigés et surveillés par un homme dévoué et intelligent.

On aurait tort de compter trop sur les cent places fondées par l'Empereur à l'asile de Bassens pour les crétins, les imbéciles et les idiots; outre que ces cent places seraient insuffisantes pour les deux départements, il est probable que cette fondation ne pourra admettre qu'un nombre très limité d'individus, car les 400,000 fr. qui lui étaient destinés ont été ou seront en grande partie absorbés par les constructions.

11° Plus tard, quand les moyens le permettront, il serait très utile d'établir à proximité des foyers du goître et du crétinisme et dans des lieux sains, des pensionnats et des maisons d'éducation où l'on pourrait recevoir, soigner et instruire, moyennant une pension modérée, les jeunes gens affectés de goître ou de crétinisme peu développé, et établir dans ces pensionnats des bourses en faveur des indigents.

Tel est l'ensemble des moyens qui nous ont paru les plus propres à combattre le goître et le crétinisme dans le département, moyens dont nous avons l'honneur, Monsieur le Préfet, de vous proposer l'adoption.

Les fonds, actuellement disponibles, votés par le Conseil général, peuvent dès aujourd'hui être utilement employés à l'assainissement des localités, à la recherche des eaux de bonne qualité, à l'achat des sels iodés et à l'institution de gymnases. Nous vous proposons de commencer par les communes de Sallanches et de Thouet en Faucigny, et par celle de Marin en Chablais.

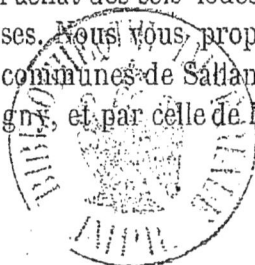